T0054745

Caminad juntos cogidos de la mano

Dedícale

una tarjeta de

felicitación

gigante para
su cumpleaños

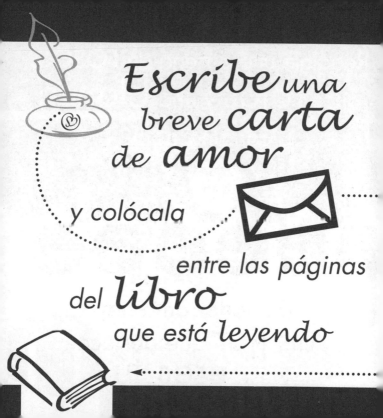

Regálale una docena de **rosas**,
once **rojas** y una <u>**blanca**</u>
con una nota:

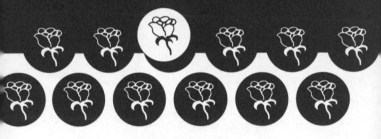

«En todo ramo hay
una **flor** que destaca
y ésa **eres tú**»

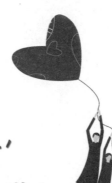

Sorry, I love you

(Lo siento, te quiero)

LIBRO AMIGO

— Malsinet —

© 2010, Malsinet Editor, s. l., Barcelona

Diseño de cubierta: Regina Richling

Ilustración de cubierta: iStockphoto

Diseño interior: DH Contenidos y servicios editoriales

ISBN: 978-84-96708-44-0

Depósito legal: B-39.646-2010

Impreso por S.A. DE LITOGRAFIA, Ramón Casas, 2 esq. Torrent
Vallmajor, 08911 Badalona (Barcelona)

Impreso en España - *Printed in Spain*

SORRY,
I LOVE YOU

(lo siento, te quiero)

Grupo
**ROBIN
BOOK**

Barcelona - México
Buenos Aires

SUSÚRRALE
PARTE DE UN
POEMA o su
CANCIÓN FAVORITA
CUANDO HACÉIS EL
AMOR

Observa
a tu pareja
cuando esté
contenta
y relajada

Mírala
cuando sonríe
y recuérdala
así

Sentados en la
mesa y antes de
comer, encended
una vela y decid
¡juntos:

«agradezco tener el privilegio de estar aquí **contigo**»

Trata a tu pareja como esa persona única que es

Un **beso cada día** conserva el **amor** y la **alegría**

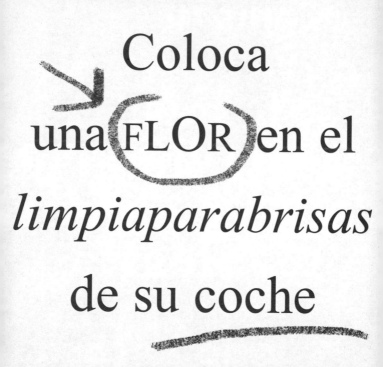

Compra sus productos de belleza favoritos y distribúyelos por toda la casa

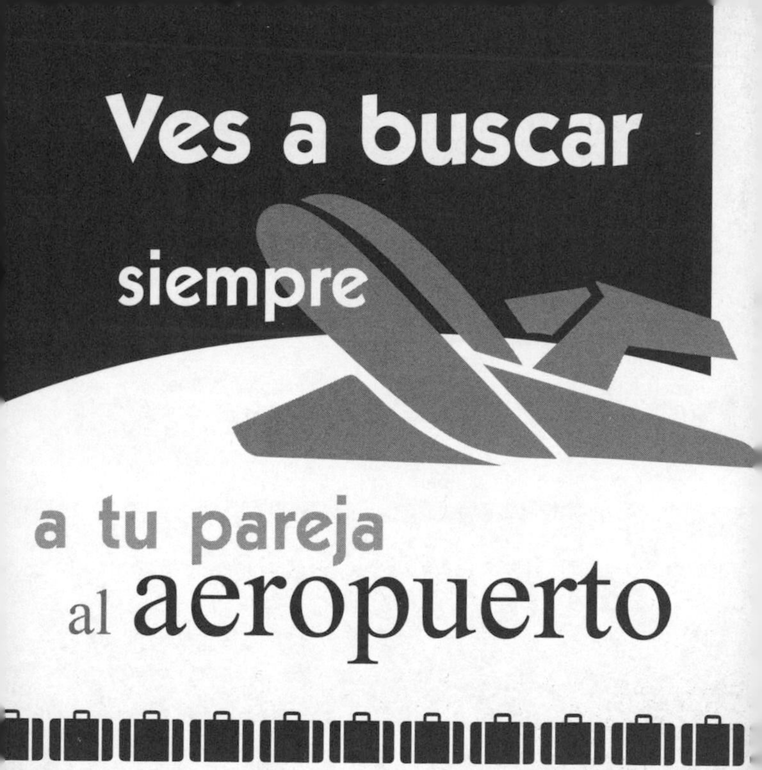
Ves a buscar
siempre
a tu pareja
al aeropuerto

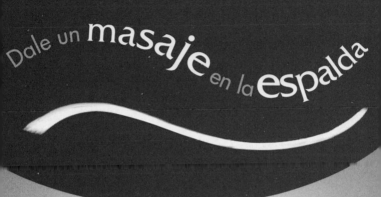

Dale un **masaje** en la **espalda**

después de un día
difícil

Si estáis **volando juntos**, pide a la azafata

que añada
un **regalo**
personal en la
bandeja de su
comida

Intenta hacer
realidad los
sueños de tu
pareja...

...el día
de su
cumpleaños

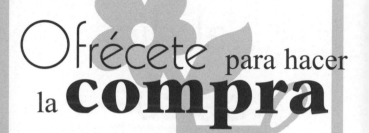

Ofrécete para hacer la **compra** después del trabajo

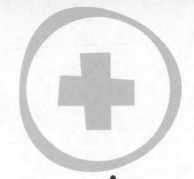

Acompañaros **siempre** a las **citas** médicas

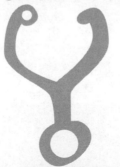

Mantenerse **joven** de espíritu ayuda a ser más **creativo**

y
a que
el *romance*
siga vivo

Encontrarse por
casualidad

siempre
despierta una
sonrisa
en la cara del
amado

Escucha con atención para descubrir

el mensaje que esconden sus palabras

Déjale **hablar** sin

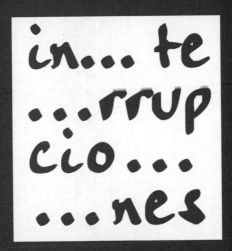

in... te
...rrup
cio...
...nes

Para llevar una vida sexual fabulosa

se requiere una enorme cantidad de juegos previos

Contrata un grupo **musical** para que *toque*

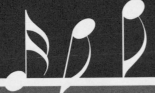

vuestra

canción

en vuestro
aniversario

Tened una caja de **recuerdos** de vuestra vida en común

Volved

al lugar

donde os

declarasteis

Controlar las **emociones** durante un enfado es

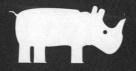

el **primer
paso** para salir
airosos de
la situación

Dedica un **brindis** a tu pareja

en la próxima
fiesta

ESCRÍBELE
«TE QUIERO»
EN EL ESPEJO
DEL CUARTO DE
BAÑO

Cenad

en

la

cama

Sentaos el uno frente al otro, en *silencio*, cerrad los ojos, cogeos de la mano y *acompasad*

el ritmo

de vuestra

respiración

Dar un *paseo* en **velero**

puede ser un
recuerdo
hermoso que
dure para
siempre

Estad siempre **preparados**

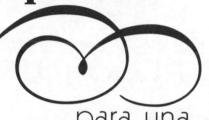

para una **escapada**
romántica

Reconoce sus **principales manías** y *aprende a* **convivir** con ellas

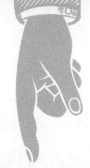

Aprende sus **debilidades**
y **consiénteselas**
de vez en cuando

Deciros «te quiero»

como mínimo

tres veces
al día

Lo eres **todo** para mí

y cuando no
estás conmigo
siento que te
alejas de mí

Reservad una habitación de hotel

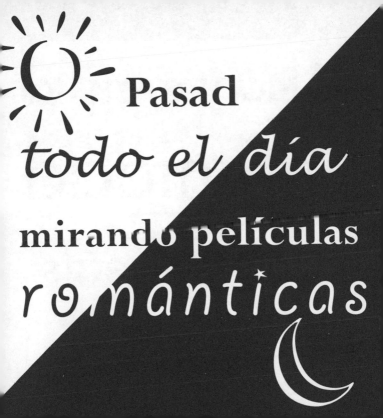

Pasad todo el día mirando películas románticas

Alcanzaréis la intimidad cuando seáis capaces de

comprenderos y aceptaros tal y como sois

Por un momento

olvida las

preocupaciones

y **recuerda**
sólo las cosas
buenas

VISITAD UNA FERIA
O PARQUE DE
ATRACCIONES,
MONTAR EN EL
TIOVIVO Y BESAROS
EN EL TÚNEL
DEL AMOR

REGÁLALE
UN LIBRO
DE SU
AUTOR
FAVORITO

Una manera de *demostrar* que le apoyas y respetas,

es compartir una
de sus aficiones
con un
obsequio

Pasad el fin de semana FOTOGRAFIÁNDOOS

en los lugares
más *románticos*
de vuestra
ciudad

«*Un*
diamante
es
PARA SIEMPRE»
REGÁLALE *una*
joya

«Siempre hay tiempo para el **amor**»

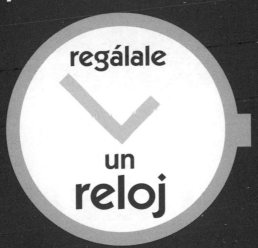

No escondáis los sentimientos y sed *sinceros*

Revivid
la primera

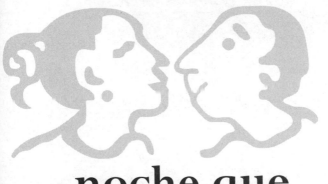

noche que
pasásteis juntos

Cuidar los detalles de tu salud y apariencia...

...hace que tu pareja te vea más sexy

Dale un beso de mariposa, parpadeando y rozando su piel con las pestañas

Después de despediros, vuelve atrás para darle otro beso

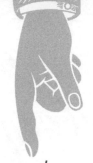

Encontrad un **escondite** *y* aprovecharlo

Compartid un

BAÑO,

con velas

y *música*

Toda pareja tiene promesas que **cumplir**

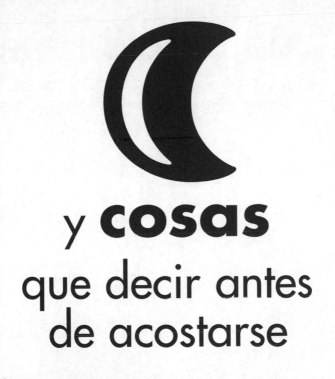

y **cosas**
que decir antes
de acostarse

Dale unas friegas

en el cuello
y un masaje
en los pies

Empieza el día de una
manera especial:

susúrrale un piropo al oído

Comparte
con tu pareja
un baño

DE

ESPUMA

Envíale mensajes románticos al móvil

ORGANIZA
UNA FIESTA
SORPRESA

EN SU HONOR

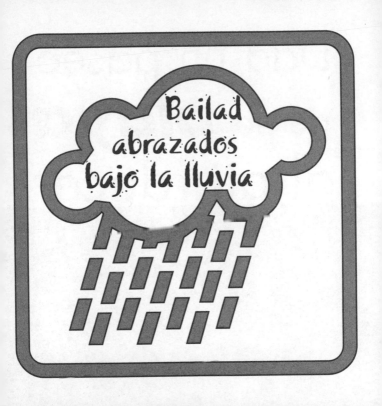

Bailad abrazados bajo la lluvia

Dad un paseo por la **playa** al atardecer

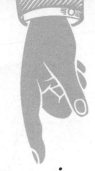

Alaba *a la pareja* delante de las **amistades**

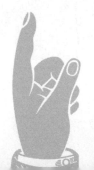

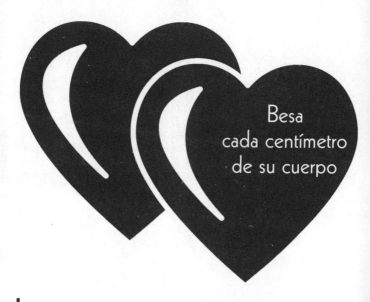

Besa
cada centímetro
de su cuerpo

l-e-n-t-a-m-e-n-t-e

Acurrucaros frente al fuego en silencio

Un baile espontáneo

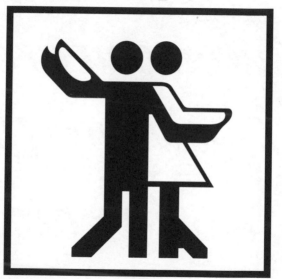

en cualquier lugar de la casa

Reencontrad al niño que lleváis dentro

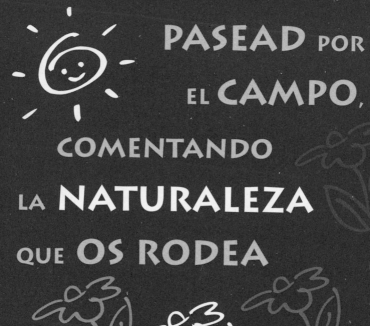

PASEAD POR EL CAMPO, COMENTANDO LA NATURALEZA QUE OS RODEA

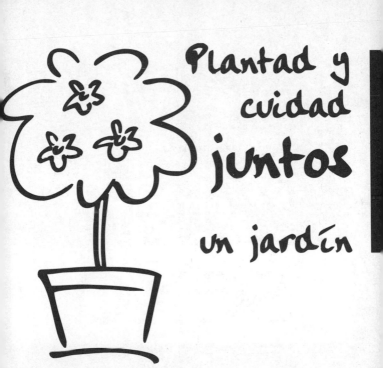

Plantad y cuidad **juntos** un jardín

Innovad

en el

sexo

Celebrad

el día de

San Valentín

en un hotel

ELEGANTE

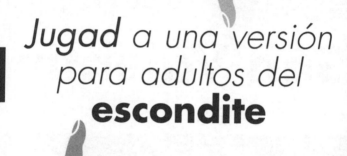

Jugad a una versión
para adultos del
escondite

Imaginad que sois

dos **extraños**

que se acaban de
conocer

Recuerda *diez* motivos por los que te *enamoraste* de tu *pareja*

· ·

· ·

· ·

Haz una lista de *diez* razones para *seguir juntos*

....
....
....

Haz una lista de
lo que
más te atrae
de tu pareja

«Una palabra nos **libera** del peso y el **dolor de la vida**. Esa palabra es **amor**»

Sófocles

«Quien no ama para siempre no es un verdadero amante»

Eurípides

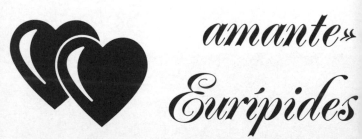

¿Podrías descubrir cosas nuevas en tu pareja?

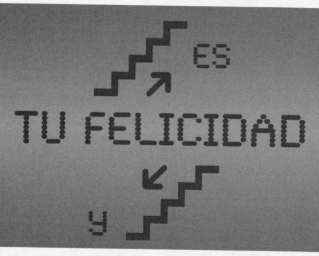

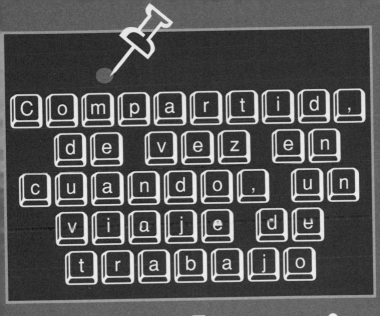

Compartid, de vez en cuando, un viaje de trabajo

EXPLORAD
JUNTOS
SUBASTAS,
MERCADILLOS
Y
TIENDAS
DE
ANTIGÜEDADES

Cocinar **juntos** es un **placer**

Escribid un pequeño diario
sexual con las

*fantasías
eróticas*

que os gustaría
practicar

Averigua

el significado del

nombre

de tu pareja

ELEGID UNA
PALABRA
CARIÑOSA
PARA USAR SOLO
ENTRE
VOSOTROS

Dondequiera que estés, lleva una **foto** suya contigo

Haced un romántico viaje en *globo*

El amor puede empezar en un instante y durar toda una vida

El buen sexo, incluso el excepcional, no es suficiente

Es más fácil
afrontar el futuro
si
caminais juntos,
cogidos de la mano

SI TU PAREJA
COCINA, TÚ
LIMPIAS.
SI TÚ COCINAS,
ELLA LIMPIA

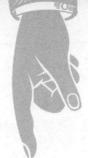

El respeto es

el ingrediente esencial

de **toda** *relación*

ALMORZAD

O CENAD

EN UN SITIO

INSOLITO

NUNCA SE DAN

O SE RECIBEN SUFICIENTES

ABRAZOS

Recita un breve poema de **amor** en su **contestador** de voz

Envíale una carta de
amor y firmala como

«tu admirador
secreto»

El significado del amor es

«tú y yo,
ahora y para
siempre»

Las parejas
más duraderas
están formadas
por aquellos
que son tan buenos
amigos
como
amantes

LA TERNURA ES

PARTE ESENCIAL

DEL SENTIMIENTO

AMOROSO

UTILIZAD UN
CÓDIGO
PRIVADO

PARA SABER
CUÁNDO

OS APETECE HACER EL

AMOR

El **sexo** une
dos cuerpos,
el **amor**
dos almas

Unas veces,
es divertido
arreglarse y salir;
otras,
desnudarse
y quedarse
en casa

El mejor regalo de San Valentín está en el dormitorio, sobre la cama, a la luz de las velas

Antes de meterte en la cama, intenta que tus pies estén

calientes

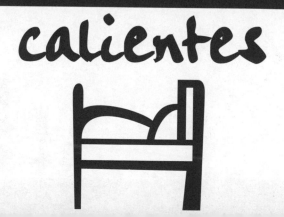

A veces,
el masaje
es el mensaje

Mirad juntos las **fotos** *de vuestros viajes y* **celebraciones**

Pasead juntos después de cenar

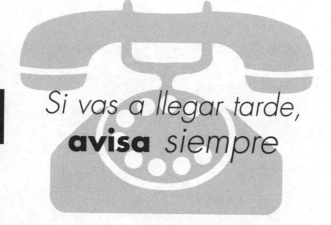

Si vas a llegar tarde, **avisa** *siempre*

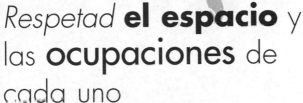

Respetad **el espacio** y las **ocupaciones** de cada uno

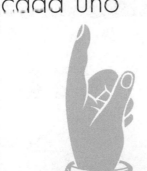

CÓMO HACES Y DICES LAS COSAS ES

● ● ● ● ● ● ● ● ●

IMPORTANTE

«POR FAVOR» Y «GRACIAS» SON

PALABRAS MÁGICAS

Las críticas
se aceptan
mejor cuando
ha habido una
alabanza
previa

PROCURAD
DISCUTIR CON
EDUCACIÓN,
SIN
ARROGANCIA

A veces,

la mejor

estrategia

es una disculpa

No esperes
a conocerla
mejor
para besarla;
bésala y
la conocerás
mejor

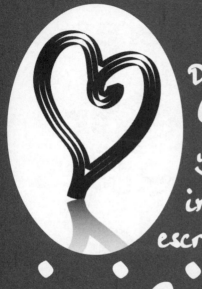

Dibuja un **corazón** y, en su interior, escribe vuestras **iniciales**

Contaros
anécdotas
de cuando erais
pequeños

Amar a una persona puede cambiar tu mundo

REGÁLALE
FLORES
y CONSEGUIRÁS
BESOS.

REGÁLALE
BESOS
y CONSEGUIRÁS
FLORES

«Un beso es un secreto que conta-
mos a la boca en vez de al oído»

Edmond Rostand

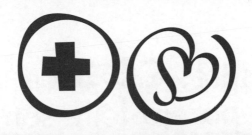

Las personas que se aman se **cuidan** cuando están **enfermas**

Las tres **ces** de una pareja feliz son

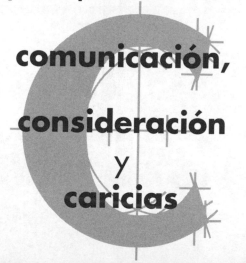

comunicación,

consideración

y

caricias

Siente su presencia
en tu vida ahora
mismo, en este
momento

Los gestos

pueden significar

más que las

palabras

Los que saben escuchar acostumbran a ser buenos amantes

Hay que saber
cuándo hablar con
la cabeza y cuándo
con el corazón

«Para una mujer el primer beso es el final del principio; para un hombre es el principio del final»

Helen Rowland

Acurrucaros uno junto al otro y acariciaros en **silencio**

Los abrazos nunca sobran

Resiste
la tentación de
terminar las
frases de tu
pareja

Los cumplidos generan SATISFACCIÓN

Hay 365
días al año
para decir
«te quiero»

El amor es
el auténtico
lenguaje
universal

El amor de verdad nunca termina

Ofrécele
el último
trozo del

pastel

«Te quiero» es otra manera de decir «lo siento»

Un **beso** vale mil palabras

La **carrera** del amor verdadero está **llena** de **obstáculos**

El **sacrificio** es parte del compromiso

LA RISA ES EL SONIDO DEL AMOR:

CONSERVAD EL SENTIDO DEL HUMOR

EL AMOR ES UN PRIVILEGIO, NO UNA OBLIGACIÓN

Reconciliaos y daos un beso antes de ir a

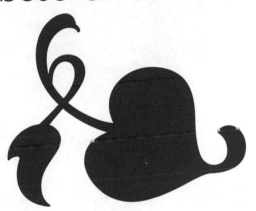

dormir, mañana será otro día

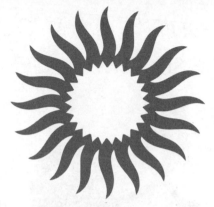

EL AUTÉNTICO
PARAÍSO NO
ESTÁ EN EL
CIELO,

SE HALLA EN LOS LABIOS DE LA PERSONA AMADA

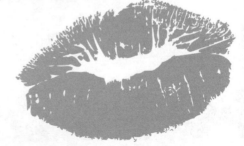

Sed
espontáneos
y romped
con la rutina

Si le has herido,
pídele excusas
y
perdón

Haced y deshaced juntos la **cama**

Transmitir **seguridad** amplía el alcance de

tus
actos

Buscad un lugar tranquilo para sentaros, cerrar los ojos, inspirar profundamente y

sentir como el
aire entra en

vuestro cuerpo...

Adaptarse a los cambios hace que la relación prospere

El arte de la reconciliación requiere práctica y compromiso por ambas partes

Con mil besos

tus ojos cerraré y

mil «te quiero»

te diré

«Amar no es mirarse
el uno al otro; es
mirar juntos en la
misma dirección»

Antoine de Saint-Exupéry

Reserva un momento

para compartir ideas y sentimientos al final del

día

Averigua todo
lo que puedas
de la persona
amada

ESCRIBE Y
RELEE UNA
LISTA DE
LOS
RECUERDOS
COMPARTIDOS:

CANCIONES,
POEMAS,
PELÍCULAS,
LUGARES,
VIVENCIAS...

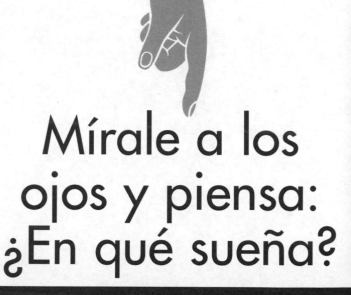

Mírale a los
ojos y piensa:
¿En qué sueña?

¿Se arrepiente de algo? ¿Tiene dudas? ¿Qué le fascina?

Escucha sus sonidos, observar sus formas, colores y movimientos

Si escuchas

su risa,

sentirás

su felicidad

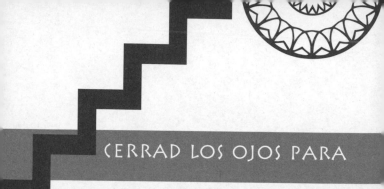

CERRAD LOS OJOS PARA

IMAGINAR
UNA ESCALERA

QUE ASCIENDE
HASTA EL INFINITO

CADA UNO DE SUS PELDAÑOS

ES UNO DE VUESTROS
SUEÑOS
COMPARTIDOS

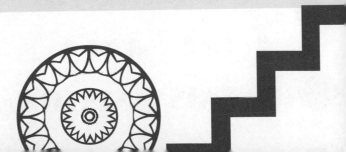

COMPRAR
ENTRADAS PARA
UN TIPO DE
ESPECTÁCULO
O EVENTO AL
QUE NUNCA
HAYÁIS ASISTIDO

MOSTRAR VULNERA-BILIDAD NO ES SÍN-TOMA DE DEBILIDAD

Visualiza

un momento o un objeto romántico y compártelo con **tu amante**

Sonríe antes de contestar su llamada de teléfono; lo podrá notar en tu voz

Mírale fijamente a los ojos y abre tu corazón para amar profunda y asionadamente

Aunque os rodee el ruido, siempre hay un rincón donde encontrar el silencio, la paz y la alegría

AGRADÉCELE ESOS PEQUEÑOS GESTOS COTIDIANOS QUE HACEN QUE TU VIDA SEA MÁS FÁCIL Y AGRADABLE

Siente como la gratitud por su amor fluye por tu cuerpo

En los momentos difíciles es importante mostrarse amable y compasivo

No dejes nunca que la ira y el resentimiento desestabilicen tu relación

El perdón puede curar las heridas más profundas

Las preocupaciones
pueden esperar;
abrázale y
demuestra
cuánto le amas

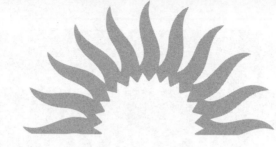

Contemplad un
amanecer
mientras os
abrazáis

Enmarca
el escrito
amoroso
que tanto
le gusta

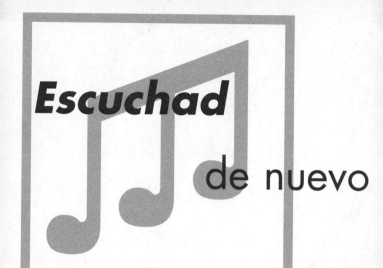

Escuchad de nuevo «vuestra *canción*»

EVITAD
LAS CRÍTICAS
NEGATIVAS
ANTE
TERCEROS

Prepárale una *noche* romántica en *casa*

Muy entrada la
noche,
susúrrale
fantasías
atrevidas

Unid vuestros
rostros
sobre la
almohada
mientras
conversáis

Cuando recibas
un premio,
agradece *siempre*
la contribución
de tu *pareja*
en el logro

Los
cumplidos
delante de
la familia, amistades
y colegas

siempre
sientan
bien

A las mujeres les gusta recibir joyas, perfumes, lencería fina, ropa o bolsos

Los hombres siempre aprecian regalos como ropa, aparatos electrónicos, equipos deportivos, entradas para espectáculos o gafas de sol

Si tiene que estar ingresado en un hospital, **visítale a diario**

y llévale un pequeño

obsequio

Después de un día
especial, envía
a tu pareja un
recordatorio

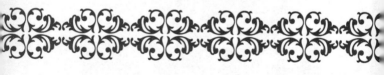

ROMÁNTICO

Despiértale con una caricia y un beso

«EL AMOR ES

 • • • • ▶

▲
•
•
•
QUE SI NO
SE APAGA»

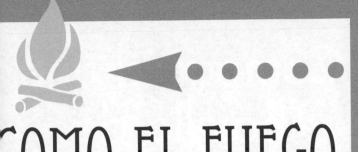

COMO EL FUEGO, SE ALIMENTA

Giovanni Papini

Compartid una botella de **vino** del año que os conocisteis

Después de una batalla de almohadas hay que firmar la paz

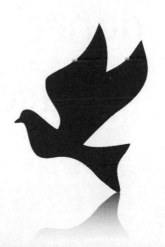

El coqueteo

nunca debería

acabar

Abrid una botella
de champán para
celebrar un día
cualquiera

Un beso largo y tierno desnuda el corazón

No *permitáis* que familiares o **amigos** se inmiscuyan en vuestra **relación**

«El corazón tiene razones que la razón ignora»

Blaise Pascal

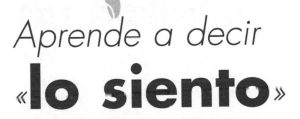

Aprende a decir
«lo siento»

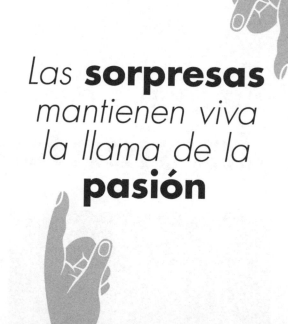

Las **sorpresas** *mantienen viva la llama de la* **pasión**

Deja un ramo
de flores sobre su
almohada

Hablad con sinceridad de vuestras preferencias **sexuales**

El amor es el principio y el fin de la vida

Expresad **cara a cara** vuestros problemas y preocupaciones

UN REGALO INESPERADO ES SIEMPRE EL MÁS APRECIADO

Organiza un **viaje** sorpresa para este mismo fin de semana

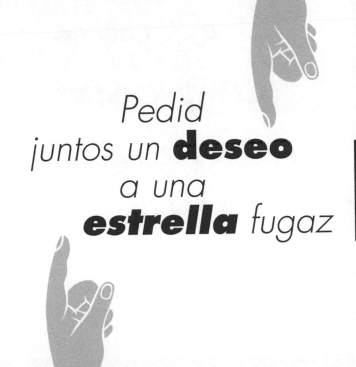

Pedid juntos un **deseo** *a una* **estrella** *fugaz*

El que cocina
siempre debe
recibir elogios y
besos

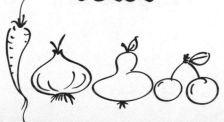

En la oscuridad los **piropos** se oyen mejor

Cuando tu pareja esté enferma, regálale flores

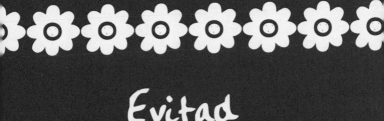

Evitad

ir a dormir

enfadados

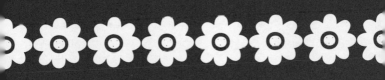

Esta noche practica con tu pareja las artes de la seducción

No hay **abrazo**
más *cálido*
que el de una
noche fría

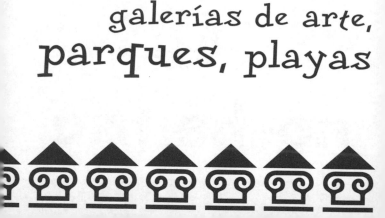

Citaros en lugares
romanticos como
galerías de arte,
parques, playas

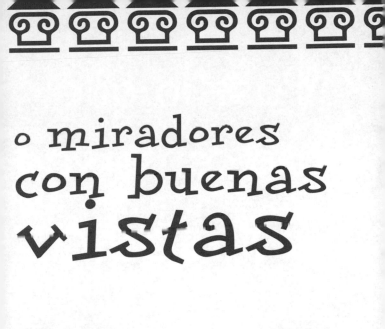

o miradores
con buenas
vistas

Pase lo que pase conservad el **respeto** mutuo

Citaros para tomar un café de media tarde en el salón de un gran hotel

DALE UN BESO FURTIVO EN UN SEMÁFORO

O ANTE UNA

SEÑAL DE

STOP

Afecto y atención despiertan la pasión

El amor no se puede controlar: déjate llevar

Procura **mantener** el sentido del humor,

la
espontaneidad,
el respeto, la
alegría y el
amor

Romper
la rutina
enriquece la
relación

Besa su cuerpo en un lugar poco habitual

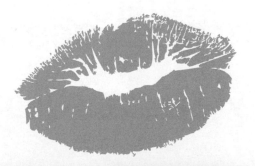

Una persona
apasionada
con su vida,
sus quehaceres
y su pareja

es siempre
más
atractiva

Haced
el amor
junto a un
fuego;

es excitante y
romántico

Si das amor
recibirás
mucho más

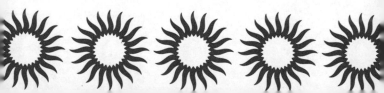

Pasad un sábado por la mañana en la

cama

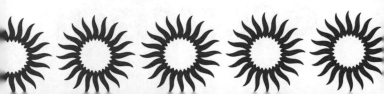

Los buenos **amantes** saben *escuchar*

Regalaros
Una noche de
cena, bailes y risas

El amante ideal es
espontáneo, honesto,
vital, autosuficiente,

divertido, abierto,

espiritual, amable,

cariñoso y gentil

Construid puentes en vez de muros o paredes

Esparce un poco de tu **perfume** *en su* coche, para que sea un **recuerdo** sutil de tu **presencia**

Practicad el
arte de la

empatía

«Una pareja feliz es como una larga conversación que siempre parece corta»

André Marois

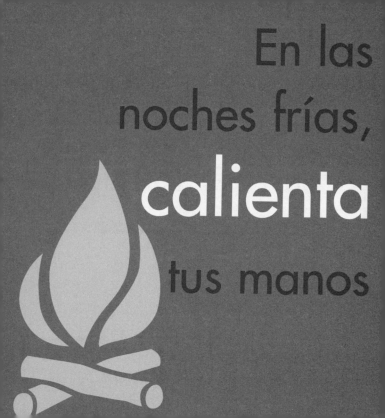

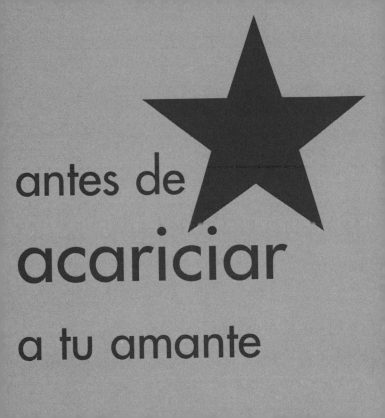

antes de **acariciar** a tu amante

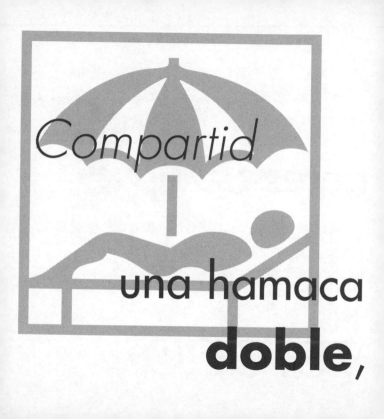

Compartid

una hamaca
doble,

durante **una**
perezosa
de
verano

tarde

DIVERTIRSE JUNTOS AHUYENTA LAS TENSIONES

Alquilad una
limusina
*para que os
lleve a vuestro
lugar favorito*

El resentimiento y los lamentos son el principal enemigo de vuestra relación

La espiritualidad hará más fuerte vuestro amor

Aprende a comprender el lenguaje corporal de tu amante

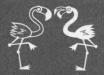

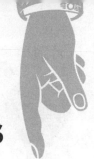

Las **diferencias** enriquecen y *los* **lamentos** *empobrecen*

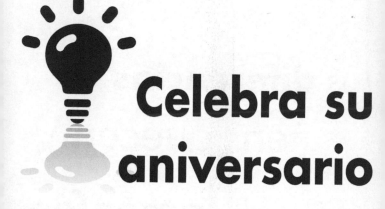

Celebra su aniversario

durante
toda
la
semana

EN TODA
CONVIVENCIA

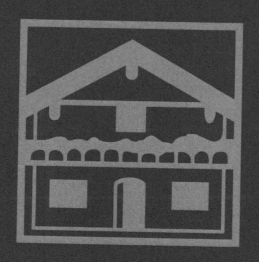

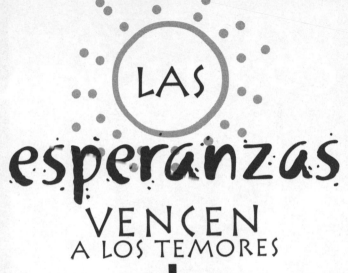

LAS esperanzas VENCEN A LOS TEMORES

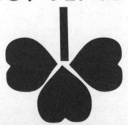

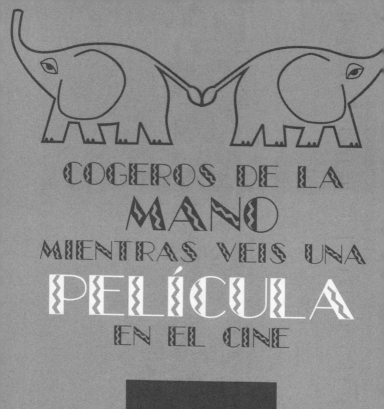

COGEROS DE LA
MANO
MIENTRAS VEIS UNA
PELÍCULA
EN EL CINE

En la misma colección:

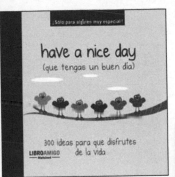

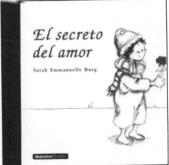

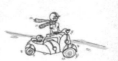